If Found Please Return to

_____

_____

Slim Days Ahead

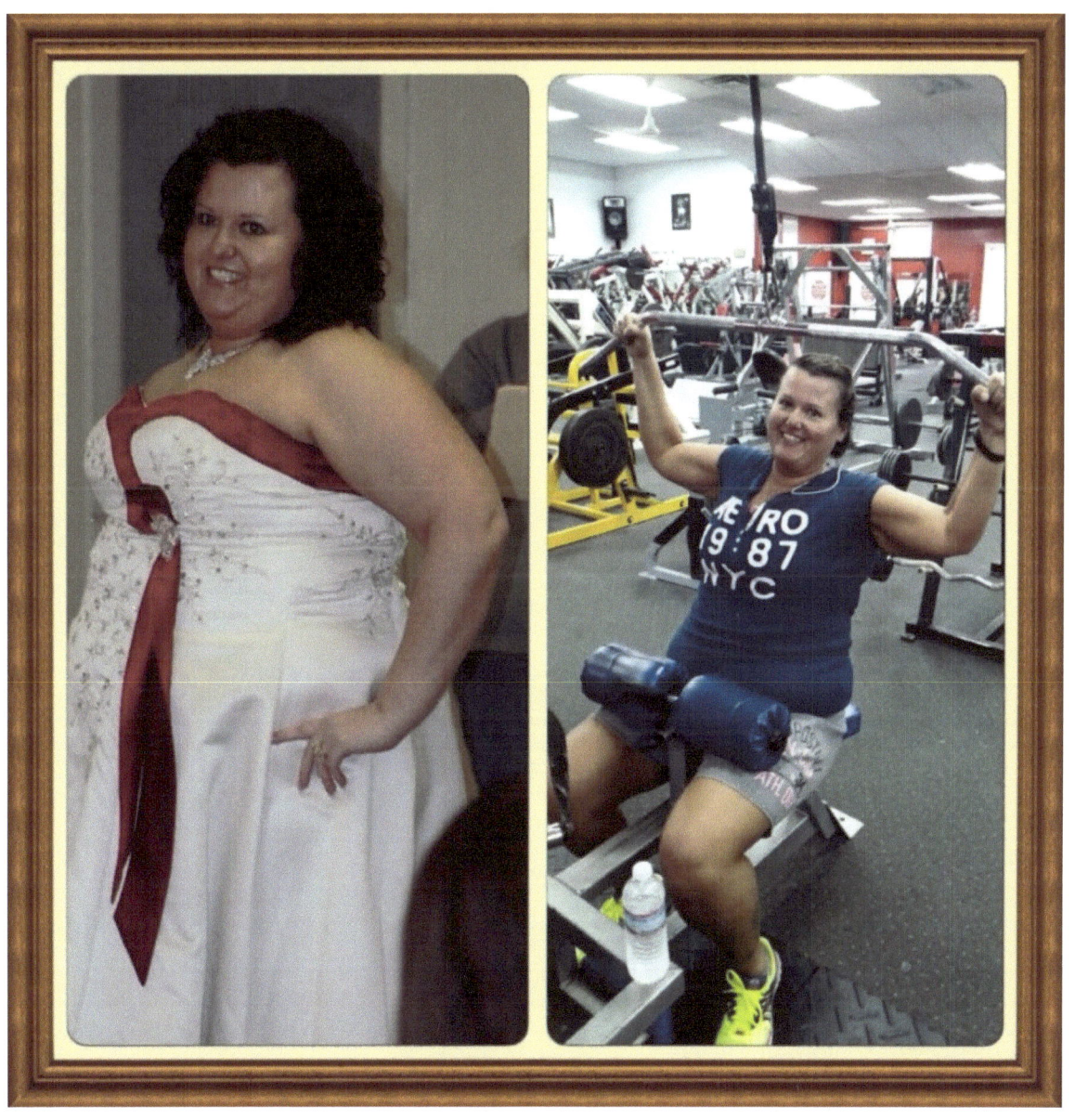

Diet Plan Living With Fibromyalgia
Went from 313 lbs to 210 lbs
In Three Years
By
Becky Appleby

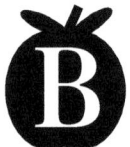

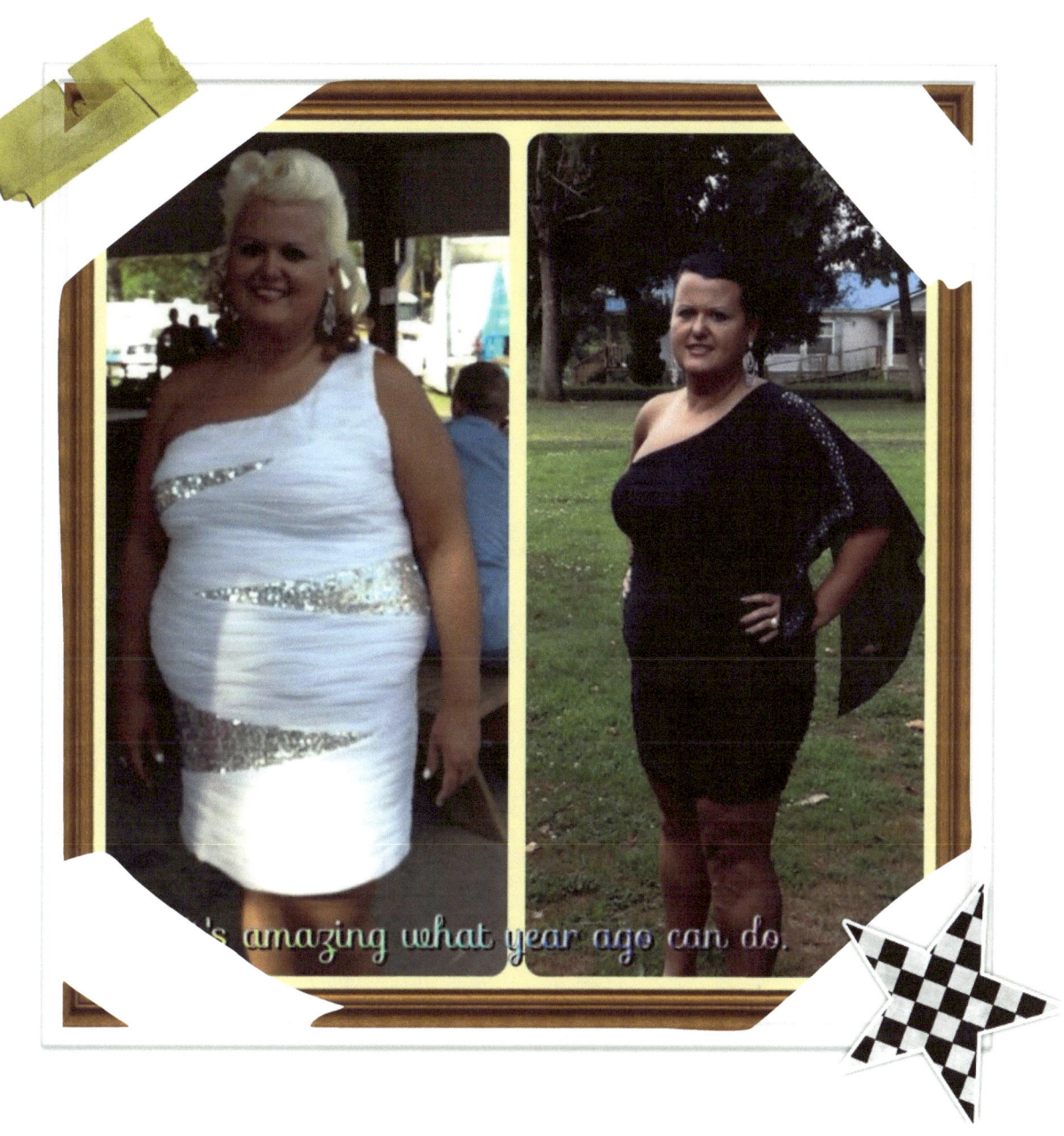

's amazing what year ago can do.

Hi, my name is Rebecca. I was diagnosed with fibromyalgia in 2005. I got hurt as a CNA. While pulling on a patient and shoulder dropped six percent and they told me that, it had set up fibromyalgia. I was hurting all over and did not know what to do. The more I moved the more I hurt. I decided I could not live lying in the bed for the rest of my live. I weight more than I ever had before.

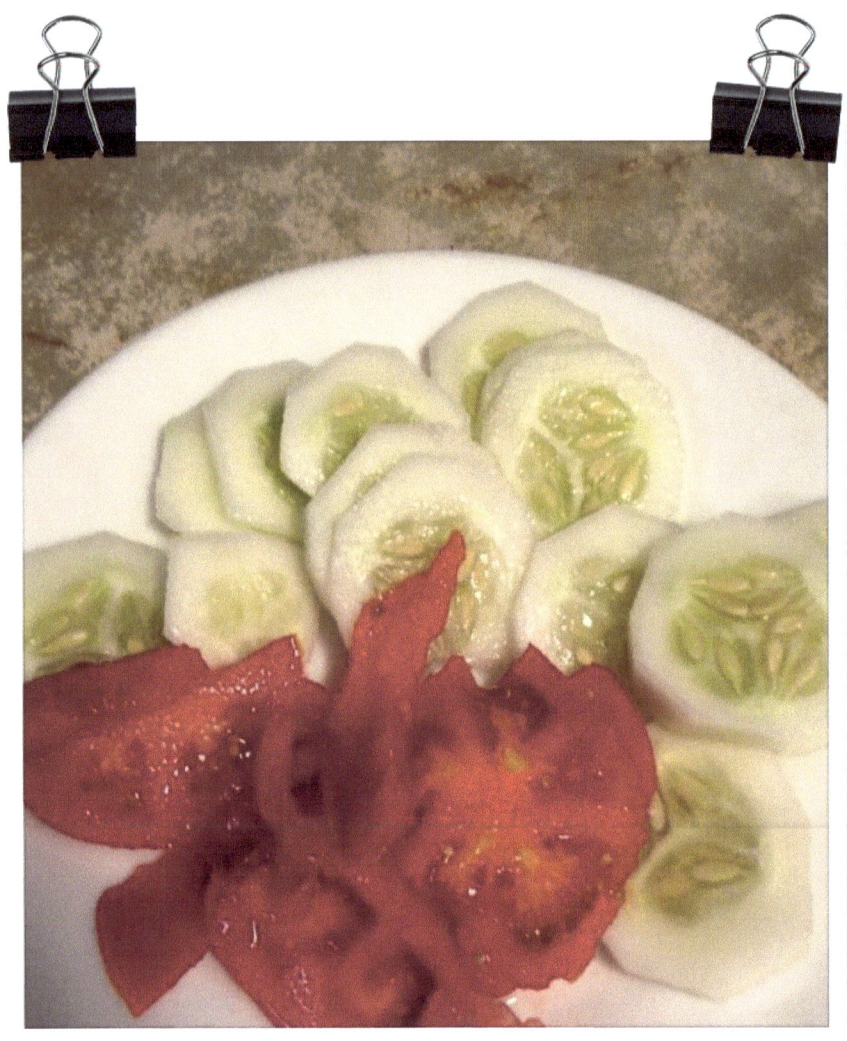

So, I started walking about 10 minutes boy did 10 minutes feel like forever. Then I finally made it back. More I moved the more it hurt. I went back to doctor. He gave me some medicine to try. I still did not feel good. I decided to start a research to see how to try things to move. I decided to start a calorie count to get motivated. Therefore, I started daily plan eight glasses of water as day eat fruit or cheese in middle of meals. Eat more veggies and fruit. Make sure you add good fiber in your diet. So, know after I did all off this and started the pool aerobics to lighten on the muscles since I weight so much. In about a I was down to 256 lb. My body was still bothering me but not as bad. I decided to have breast reduction due to my back and shoulder being so bad it might help. I went for surgery in April of 2009. They took 2 lb of each one. Then I still felt the same. Did not help. I decided will this not going to get me down so I started back exercising again. Just remember to do it slowly do not do it all together.

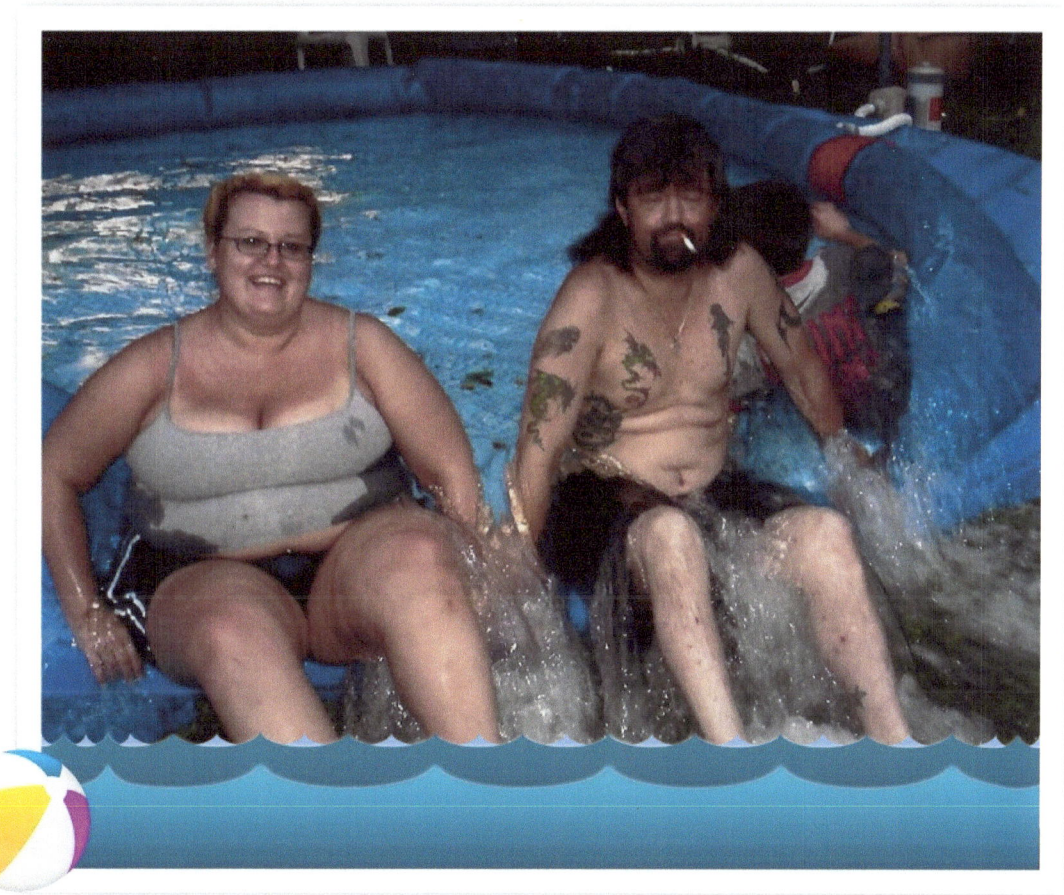

Then my brother passed away suddenly with good pasture syndrome. He had renal failure. My heart deepen and the world got dark. I did not want to move I just was back up to 283. I thought wow I have got to get myself back together to if I wanted to live. So, I started the calorie count again and walking. Some days are harder than others. Just remember yes you can make you self move. Just don't over do it on days you feel good or you're in bed for a week with muscles and bones hurting. I downloaded ZUMBA on my iPad. I do two songs at a time. Then rest then go walk then rest because I know if I overdo it I'm in bed hurting to bad to move. Then I got down to 263. I found a lot of things on Facebook to keep me motivated. Like Fibro Colors. A lot of people talk about their everyday activities being hard. So, I know that I'm not the only one out there/ I bought Health and fitness books

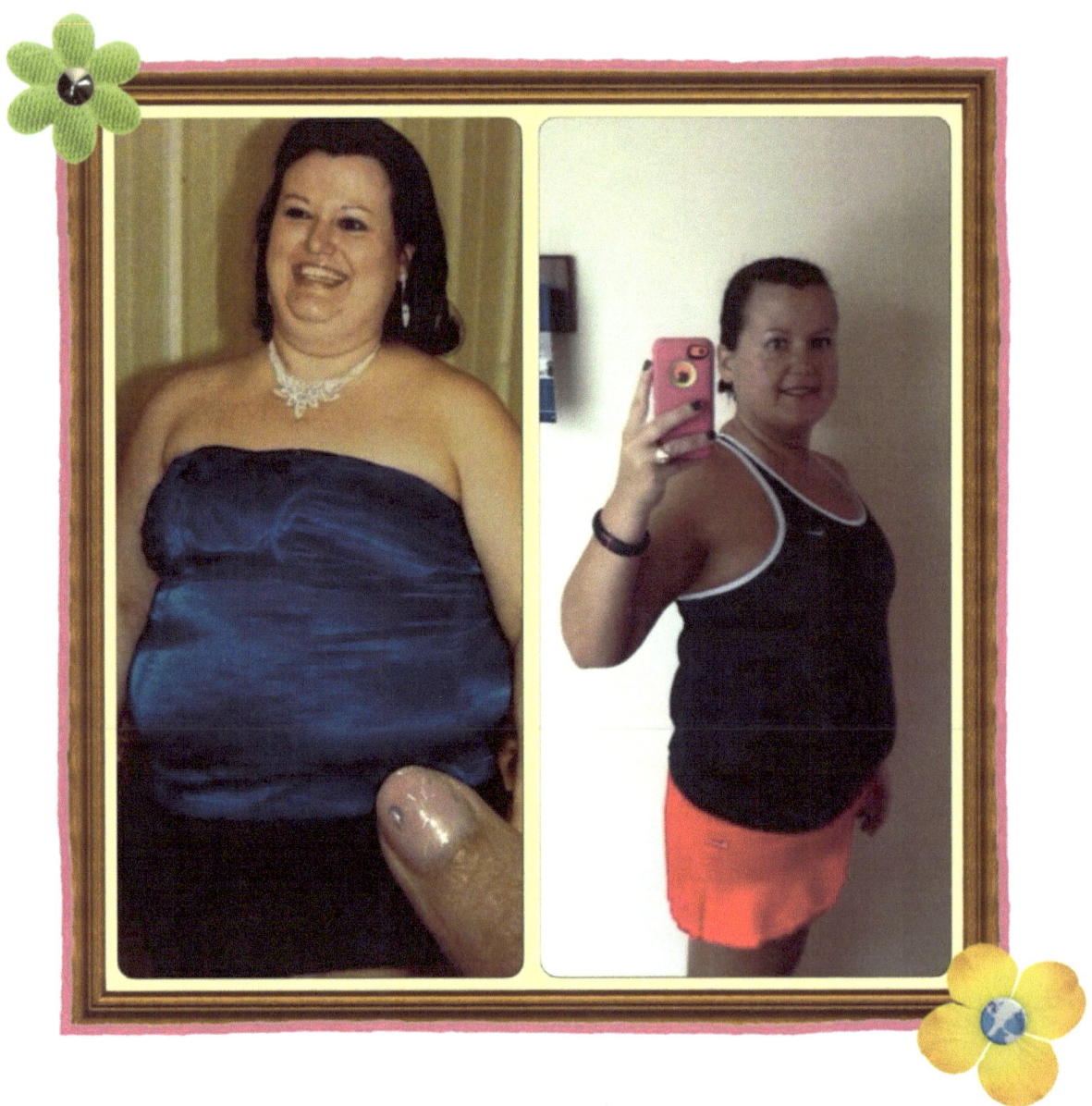

Remember to stay motivated. If you are like me that do not go to gym because people look as like is that all she is going to do! Well they do not have what I have. So, I do stuff from home like the ZUMBA dance on the iPad. Do it on my time and one or two songs at a time. That so no one knows but me what I can do. I got stuck at 235 for about four months now. My goal is to try to maintain this weight and to try something different to lose weight. My goal is 165 to 175 lb. I think it would help my joints.

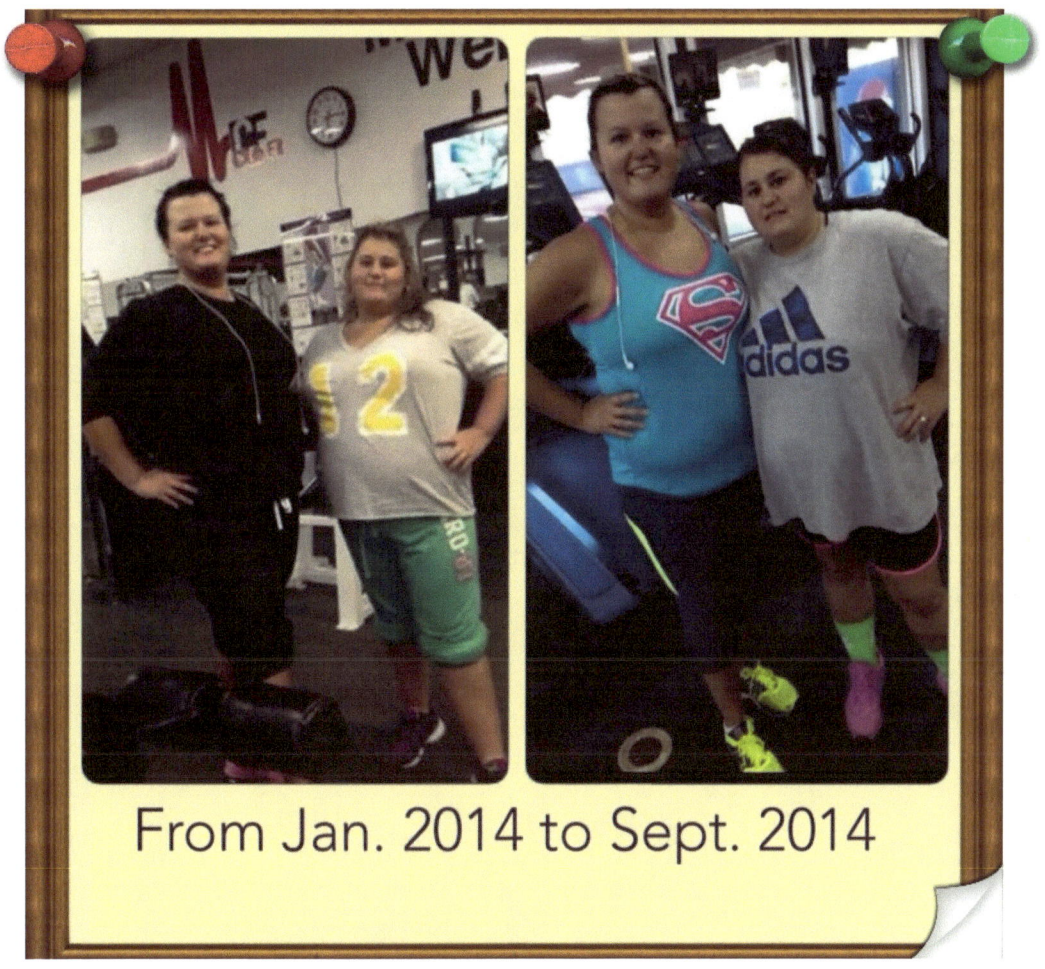

From Jan. 2014 to Sept. 2014

So, January of 2014 I my cousin Tasha was wanting to lose weight. She had noticed that I had accomplish so much on my own. She talked me in to signing up for the gym. I think it was the best think I could had ever done. We started going in afternoon around seven or eight where not many people where in there to watch her or me. In nine months, I am down to 210 not my goal weight but I am not stopping now. Tasha has gone from 256 lb to 192 lb in 9 months. We have also changed our routine to mornings and sometimes go back of night 3 times a week. I hope this helps you on your journey. I have a journal in the back of this book to start your own journey to a healthier you. I wish you the best of luck. Remember this is a live change not an overnight change I been on mine for 3 years now and still going to hit my goal.

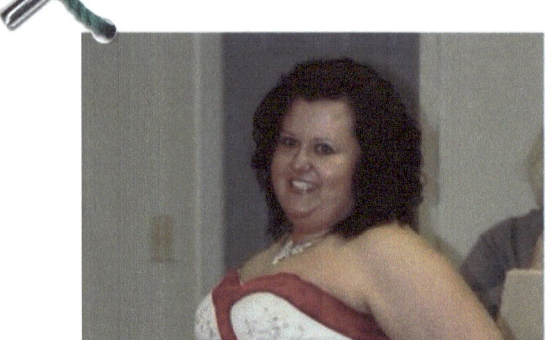
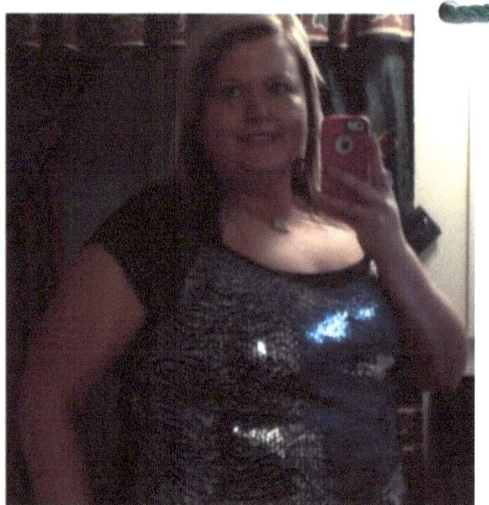
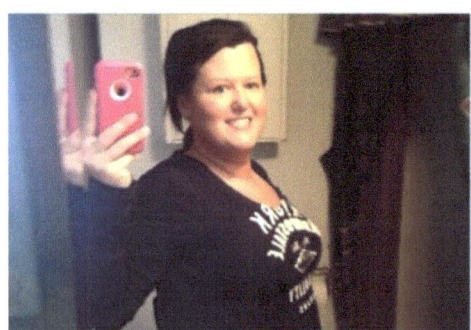
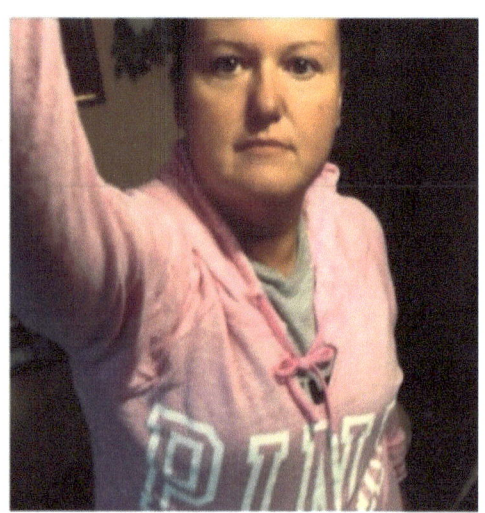
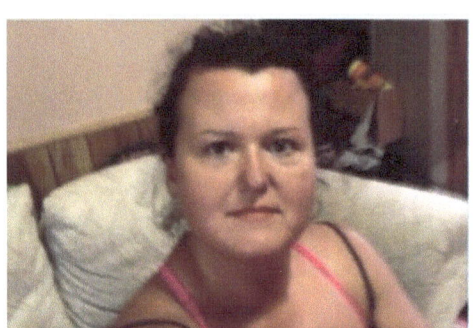

Remind yourself to take a first picture and measure when you start also to measure yourself every 2 weeks or 4 weeks. So, you can see your process. Remember your muscles weight more than fat. When you feel down just say hey, I can do this. Also, take pictures, along the way so you can see results in mirror. It is so rewarding to see. At least it always makes me smile. Here is my 5 pictures challenge from what I was then to now.

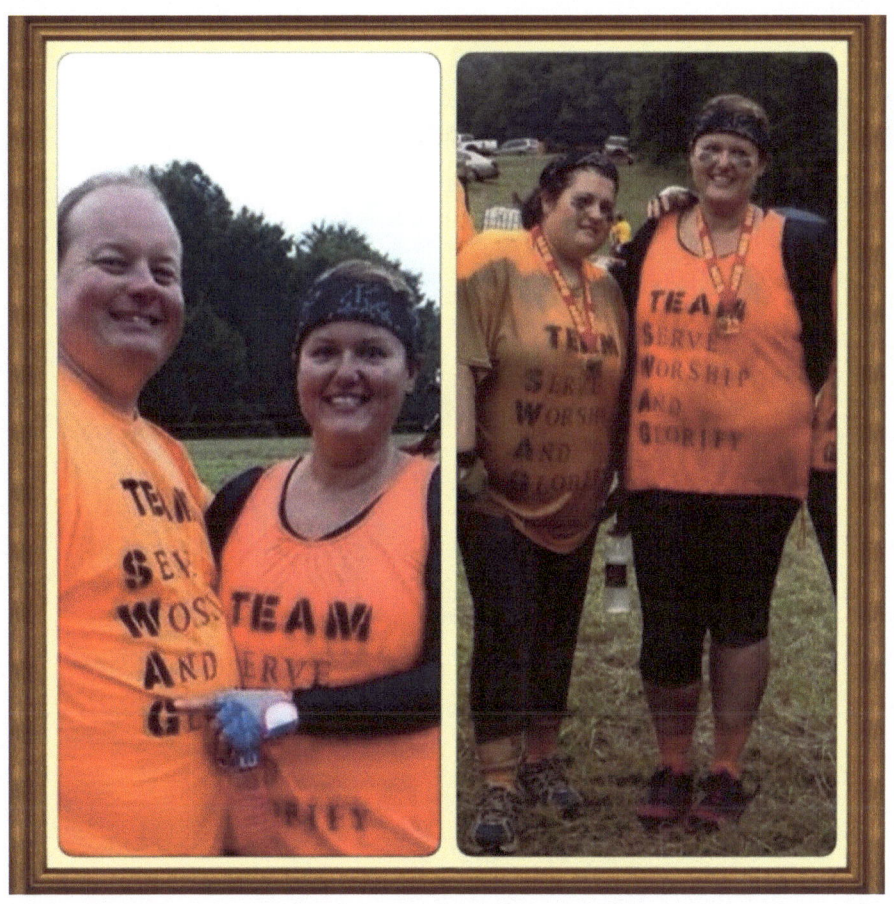

<u>TIPS</u>

1. Try to find you a measuring plate to portion your meals to get you started.

2. Try to find a gym to try new things out of your comfort zone. Also, find the time at the gym that is best for you.

3. Find a class at a gym or challenge yourself daily to try new things. You will be amazed what you are able to do.

4. Never give up. Saying can't is not a option take the t off and say I can or I can try.

5. If you got the Internet, go on videos and look at workouts. Like for example, dances and cardio work-outs. So, this will motivate you.

6. If you are hurting so bad due to the fibromyalgia pain make yourself go any ways to gym. Make yourself go to gym only to walk on treadmill. Let the muscles have a day to repair themselves.

7. Try to find you a partner, but remember the partner's may let you down. Only you can do this for you.

8. Remember you started this journey for yourself. Therefore, you can finish this yourself.

9. Remember to put your pictures every week in your Journal. So, you can see your progress.

Your Starting Photos

Slim

Days

Ahead

Journal

This is not just a diet it is a life style change. To a better and healthier living.

Choose food that are as close to nature as possible. These will help boast your metabolism (the rate you burn calories).

Stay away from processed foods and eat what nature intended. That is fresh fruit and vegetables.

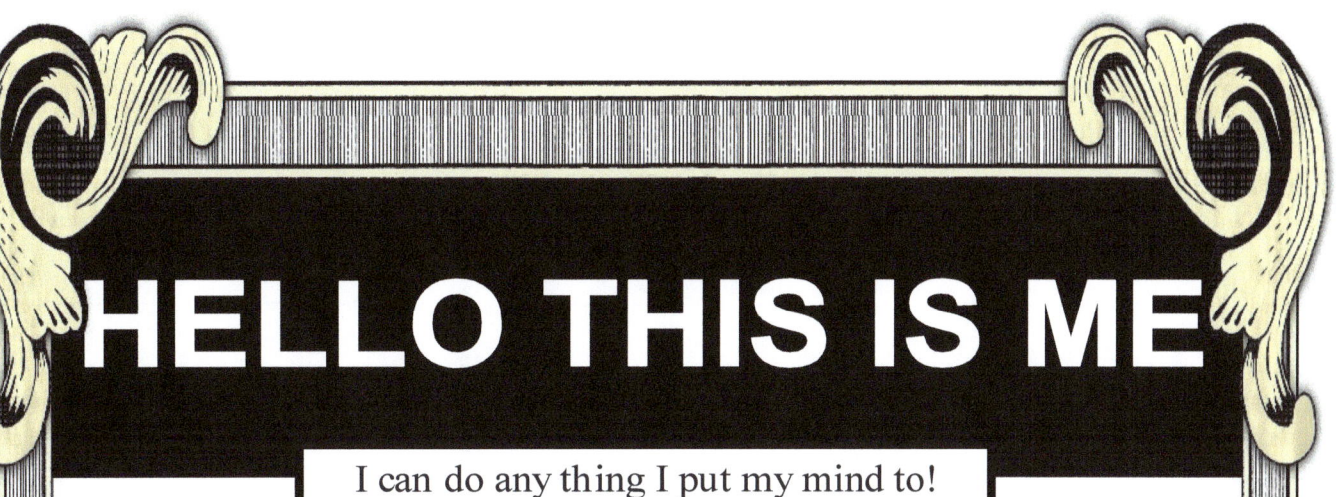

HELLO THIS IS ME

I can do any thing I put my mind to!

Name:

_____

_____

_____

[Picture]

Birthday

_____

Height
__ ft. __ in.

Today is _____

Starting Weight_____

Ideal Weight_____

Today is the first day of the rest of your life.

A YEAR OF WEIGHT AT A GLANCE _____

January

February

March

April

May

June

July

August

September

October

November

December

Dessert Rounds

1 c. Oatmeal

1/3 c. + 1 T. Honey

½ c. semi sweet mini chocolate or peanut or cinnamon chips

½ c. Flax Seed Meal

4 T. Organic Peanut Butter

Mix all ingredients together. Get you hand wet and roll into balls.

Chill in refrigerator.

Store in zip lock bags.

Cabbage Soup
(NO-FAT)

6 green onions

2 green peppers

2 whole tomatoes or a large can of stewed tomatoes

1 head of cabbage

1 large stalk of celery

1 package of onion soup mix

6 cubes chicken bouillon

Cut veggies and cover with water in a large pot.

Boil for 30 minutes, cover, lower heat and simmer until veggies are soft. Try salt, pepper, garlic or bouillon as no-cal seasonings.

		Your Picture Here		

Measurements

Date Started -

Date Ended -

Year -

	Starting Date	Ending Date	Lost
Upper Arms			
Bust			
Waist			
Hips			
Thighs			
Weight			

Date						
Upper Arms						
Bust						
Waist						
Hips						
Thighs						
Weight		To lose for size		To lose for size		To lose for size

Date						
Upper Arms						
Bust						
Waist						
Hips						
Thighs						
Weight		To lose for size		To lose for size		To lose for size

Date						
Upper Arms						
Bust						
Waist						
Hips						
Thighs						
Weight		To lose for size		To lose for size		To lose for size

Size	M-8	M-10	L-12	L-14	XL-16	XL-18	XXL-20
Bust	35 ½	36 ½	38	39 ½	41	43	45
Waist	27 ½	28 ½	30	31 ½	33	35	37
Hips	38	39	40 ½	42	43 ½	45 ½	47 ½

Measurements

	Your Picture Here

Date Started -

Date Ended -

Year -

	Starting Date	Ending Date	Lost
Upper Arms			
Bust			
Waist			
Hips			
Thighs			
Weight			

Date						
Upper Arms						
Bust						
Waist						
Hips						
Thighs						
Weight		To lose for size		To lose for size		To lose for size

Date						
Upper Arms						
Bust						
Waist						
Hips						
Thighs						
Weight		To lose for size		To lose for size		To lose for size

Date						
Upper Arms						
Bust						
Waist						
Hips						
Thighs						
Weight		To lose for size		To lose for size		To lose for size

Size	M-8	M-10	L-12	L-14	XL-16	XL-18	XXL-20
Bust	35 ½	36 ½	38	39 ½	41	43	45
Waist	27 ½	28 ½	30	31 ½	33	35	37
Hips	38	39	40 ½	42	43 ½	45 ½	47 ½

	Your Picture Here	**Measurements** Date Started - Date Ended - Year -				

		Starting Date	Ending Date	Lost
Upper Arms				
Bust				
Waist				
Hips				
Thighs				
Weight				

Date						
Upper Arms						
Bust						
Waist						
Hips						
Thighs						
Weight		To lose for size		To lose for size		To lose for size

Date						
Upper Arms						
Bust						
Waist						
Hips						
Thighs						
Weight		To lose for size		To lose for size		To lose for size

Date						
Upper Arms						
Bust						
Waist						
Hips						
Thighs						
Weight		To lose for size		To lose for size		To lose for size

Size	M-8	M-10	L-12	L-14	XL-16	XL-18	XXL-20
Bust	35 ½	36 ½	38	39 ½	41	43	45
Waist	27 ½	28 ½	30	31 ½	33	35	37
Hips	38	39	40 ½	42	43 ½	45 ½	47 ½

	Your Picture Here

Measurements

Date Started -

Date Ended -

Year -

	Starting Date	Ending Date	Lost
Upper Arms			
Bust			
Waist			
Hips			
Thighs			
Weight			

Date						
Upper Arms						
Bust						
Waist						
Hips						
Thighs						
Weight		To lose for size		To lose for size		To lose for size

Date						
Upper Arms						
Bust						
Waist						
Hips						
Thighs						
Weight		To lose for size		To lose for size		To lose for size

Date						
Upper Arms						
Bust						
Waist						
Hips						
Thighs						
Weight		To lose for size		To lose for size		To lose for size

Size	M-8	M-10	L-12	L-14	XL-16	XL-18	XXL-20
Bust	35 ½	36 ½	38	39 ½	41	43	45
Waist	27 ½	28 ½	30	31 ½	33	35	37
Hips	38	39	40 ½	42	43 ½	45 ½	47 ½

Monday
Vitamins O   Weight_____ Pills O
Glasses of Water O O O O O O O O // Exercise O // Stretches O
Have you walked to day? yes or no
Breakfast:_____
10.00: Fruit Break or Cheese O
Lunch:_____
3:00: Fruit Break or Cheese O
Dinner:_____
Dessert :_____

Your

Picture

Here

Tuesday
Vitamins O /// Weight_____ /// Pills O ///Glasses of Water O O O O O O O O
Have you walked to day? yes or no /// Exercise O /// Stretches O
Breakfast:_____
10.00: Fruit Break or Cheese O
Lunch:_____
3:00: Fruit Break or Cheese O
Dinner:_____
Dessert :_____

Wednesday
Vitamins O /// Weight_____ /// Pills O /// Glasses of Water O O O O O O O O
Have you walked to day? yes or no /// Exercise O /// Stretches O
Breakfast:_____
10.00: Fruit Break or Cheese O
Lunch:_____
3:00: Fruit Break or Cheese O
Dinner:_____
Dessert :_____

Thursday
Vitamins O ///   Weight_____ /// Pills O /// Glasses of Water O O O O O O O O
Have you walked to day? yes or no
Breakfast:_____
10.00: Fruit Break or Cheese O
Lunch:_____
3:00: Fruit Break or Cheese O
Dinner:_____
Dessert:_____

Nothing to eat after 6:00 P. M.

Friday

Vitamins O   Weight_____

Pills   O /// Glasses of Water O O O O O O O O

Have you walked to day? yes or no ///Exercise O ///Stretches O

Breakfast:_____

10.00: Fruit Break or Cheese O

Lunch:_____

3:00: Fruit Break or Cheese O

Dinner:_____

Dessert: _____

Saturday

Vitamin O   Weight_____

Pills   O /// Glasses of Water O O O O O O O O

Have you walked to day? yes or no /// Exercise O /// Stretches

Breakfast:_____

10.00: Fruit Break or Cheese O

Lunch:_____

3:00: Fruit Break or Cheese O

Dinner:_____

Dessert:_____

Sunday

Vitamin O   Weight_____

Pills   O /// Glasses of Water O O O O O O O O

Have you walked to day? yes or no /// Exercise O /// Stretches

Breakfast:_____

10.00: Fruit Break or Cheese O

Lunch:_____

3:00: Fruit Break or Cheese O

Dinner:_____

Dessert:_____

Notes

_____

_____

_____

_____

_____

_____

Monday
Vitamins O   Weight_____ Pills O
Glasses of Water O O O O O O O O // Exercise O // Stretches O
Have you walked to day? yes or no
Breakfast:_____
10.00: Fruit Break or Cheese O
Lunch:_____
3:00: Fruit Break or Cheese O
Dinner:_____
Dessert :_____

Your Picture Here

Tuesday
Vitamins O /// Weight_____ /// Pills O ///Glasses of Water O O O O O O O
Have you walked to day? yes or no   /// Exercise O /// Stretches O
Breakfast:_____
10.00: Fruit Break or Cheese O
Lunch:_____
3:00: Fruit Break or Cheese O
Dinner:_____
Dessert :_____

Wednesday
Vitamins O /// Weight_____ /// Pills   O /// Glasses of Water O O O O O O O
Have you walked to day? yes or no   /// Exercise O /// Stretches O
Breakfast:_____
10.00: Fruit Break or Cheese O
Lunch:_____
3:00: Fruit Break or Cheese O
Dinner:_____
Dessert :_____

Thursday
Vitamins O ///   Weight_____ /// Pills   O /// Glasses of Water O O O O O O O
Have you walked to day? yes or no
Breakfast:_____
10.00: Fruit Break or Cheese O
Lunch:_____
3:00: Fruit Break or Cheese O
Dinner:_____
Dessert:_____

Nothing to eat after 6:00 P. M.

Friday

Vitamins O   Weight_____

Pills   O /// Glasses of Water O O O O O O O O

Have you walked to day? yes or no ///Exercise O ///Stretches O

Breakfast:_____

10.00: Fruit Break or Cheese O

Lunch:_____

3:00: Fruit Break or Cheese O

Dinner:_____

Dessert: _____

Saturday

Vitamin O   Weight_____

Pills   O /// Glasses of Water O O O O O O O O

Have you walked to day? yes or no /// Exercise O /// Stretches

Breakfast:_____

10.00: Fruit Break or Cheese O

Lunch:_____

3:00: Fruit Break or Cheese O

Dinner:_____

Dessert:_____

Sunday

Vitamin O   Weight_____

Pills   O /// Glasses of Water O O O O O O O O

Have you walked to day? yes or no /// Exercise O /// Stretches

Breakfast:_____

10.00: Fruit Break or Cheese O

Lunch:_____

3:00: Fruit Break or Cheese O

Dinner:_____

Dessert:_____

Notes

_____

_____

_____

_____

_____

_____

_____

Monday

Vitamins O   Weight_____ Pills O

Glasses of Water   O O O O O O O O // Exercise O // Stretches O

Have you walked to day? yes or no

Breakfast:_____

10.00: Fruit Break or Cheese O

Lunch:_____

3:00: Fruit Break or Cheese O

Dinner:_____

Dessert :_____

Your
Picture
Here

Tuesday

Vitamins O /// Weight_____ /// Pills O ///Glasses of Water O O O O O O O O

Have you walked to day? yes or no   /// Exercise O /// Stretches O

Breakfast:_____

10.00: Fruit Break or Cheese O

Lunch:_____

3:00: Fruit Break or Cheese O

Dinner:_____

Dessert :_____

Wednesday

Vitamins O /// Weight_____ /// Pills   O   /// Glasses of Water O O O O O O O O

Have you walked to day? yes or no   /// Exercise O /// Stretches O

Breakfast:_____

10.00: Fruit Break or Cheese O

Lunch:_____

3:00: Fruit Break or Cheese O

Dinner:_____

Dessert :_____

Thursday

Vitamins O ///   Weight_____ /// Pills   O /// Glasses of Water O O O O O O O O

Have you walked to day? yes or no

Breakfast:_____

10.00: Fruit Break or Cheese O

Lunch:_____

3:00: Fruit Break or Cheese O

Dinner:_____

Dessert:_____

Nothing to eat after 6:00 P. M.

Friday

Vitamins O   Weight_____

Pills   O /// Glasses of Water O O O O O O O O

Have you walked to day? yes or no ///Exercise O ///Stretches O

Breakfast:_____

10.00: Fruit Break or Cheese O

Lunch:_____

3:00: Fruit Break or Cheese O

Dinner:_____

Dessert: _____

Saturday

Vitamin O   Weight_____

Pills   O /// Glasses of Water O O O O O O O O

Have you walked to day? yes or no /// Exercise O /// Stretches

Breakfast:_____

10.00: Fruit Break or Cheese O

Lunch:_____

3:00: Fruit Break or Cheese O

Dinner:_____

Dessert:_____

Sunday

Vitamin O   Weight_____

Pills   O /// Glasses of Water O O O O O O O O

Have you walked to day? yes or no /// Exercise O /// Stretches

Breakfast:_____

10.00: Fruit Break or Cheese O

Lunch:_____

3:00: Fruit Break or Cheese O

Dinner:_____

Dessert:_____

Notes

_____

_____

_____

_____

_____

_____

_____

Have you exercised today?

Your Picture Here

Monday
Vitamins O   Weight_____ Pills O
Glasses of Water O O O O O O O O // Exercise O // Stretches O
Have you walked to day? yes or no
Breakfast:_____
10.00: Fruit Break or Cheese O
Lunch:_____
3:00: Fruit Break or Cheese O
Dinner:_____
Dessert :_____

Tuesday
Vitamins O /// Weight_____ /// Pills O ///Glasses of Water O O O O O O O O
Have you walked to day? yes or no   /// Exercise O /// Stretches O
Breakfast:_____
10.00: Fruit Break or Cheese O
Lunch:_____
3:00: Fruit Break or Cheese O
Dinner:_____
Dessert :_____

Wednesday
Vitamins O /// Weight_____ /// Pills   O   /// Glasses of Water O O O O O O O O
Have you walked to day? yes or no   /// Exercise O /// Stretches O
Breakfast:_____
10.00: Fruit Break or Cheese O
Lunch:_____
3:00: Fruit Break or Cheese O
Dinner:_____
Dessert :_____

Thursday
Vitamins O ///   Weight_____ /// Pills   O /// Glasses of Water O O O O O O O O
Have you walked to day? yes or no
Breakfast:_____
10.00: Fruit Break or Cheese O
Lunch:_____
3:00: Fruit Break or Cheese O
Dinner:_____
Dessert:_____

Nothing to eat after 6:00 P. M.

Friday

Vitamins O   Weight_____

Pills   O /// Glasses of Water O O O O O O O O

Have you walked to day? yes or no ///Exercise O ///Stretches O

Breakfast:_____

10.00: Fruit Break or Cheese O

Lunch:_____

3:00: Fruit Break or Cheese O

Dinner:_____

Dessert: _____

Saturday

Vitamin O   Weight_____

Pills   O /// Glasses of Water O O O O O O O O

Have you walked to day? yes or no /// Exercise O /// Stretches

Breakfast:_____

10.00: Fruit Break or Cheese O

Lunch:_____

3:00: Fruit Break or Cheese O

Dinner:_____

Dessert:_____

Sunday

Vitamin O   Weight_____

Pills   O /// Glasses of Water O O O O O O O O

Have you walked to day? yes or no /// Exercise O /// Stretches

Breakfast:_____

10.00: Fruit Break or Cheese O

Lunch:_____

3:00: Fruit Break or Cheese O

Dinner:_____

Dessert:_____

Notes

_____

_____

_____

_____

_____

_____

_____

Your

Picture

Here

Monday

Vitamins O   Weight_____ Pills O

Glasses of Water O O O O O O O O // Exercise O // Stretches O

Have you walked to day? yes or no

Breakfast:_____

10.00: Fruit Break or Cheese O

Lunch:_____

3:00: Fruit Break or Cheese O

Dinner:_____

Dessert :_____

Tuesday

Vitamins O /// Weight_____ /// Pills O ///Glasses of Water O O O O O O O O

Have you walked to day? yes or no   /// Exercise O /// Stretches O

Breakfast:_____

10.00: Fruit Break or Cheese O

Lunch:_____

3:00: Fruit Break or Cheese O

Dinner:_____

Dessert :_____

Wednesday

Vitamins O /// Weight_____ /// Pills   O /// Glasses of Water O O O O O O O O

Have you walked to day? yes or no /// Exercise O /// Stretches O

Breakfast:_____

10.00: Fruit Break or Cheese O

Lunch:_____

3:00: Fruit Break or Cheese O

Dinner:_____

Dessert :_____

Thursday

Vitamins O ///   Weight_____ /// Pills   O /// Glasses of Water O O O O O O O O

Have you walked to day? yes or no

Breakfast:_____

10.00: Fruit Break or Cheese O

Lunch:_____

3:00: Fruit Break or Cheese O

Dinner:_____

Dessert:_____

Nothing to eat after 6:00 P. M.

Friday

Vitamins O   Weight_____

Pills   O /// Glasses of Water O O O O O O O O

Have you walked to day? yes or no ///Exercise O ///Stretches O

Breakfast:_____

10.00: Fruit Break or Cheese O

Lunch:_____

3:00: Fruit Break or Cheese O

Dinner:_____

Dessert: _____

Saturday

Vitamin O   Weight_____

Pills   O /// Glasses of Water O O O O O O O O

Have you walked to day? yes or no /// Exercise O /// Stretches

Breakfast:_____

10.00: Fruit Break or Cheese O

Lunch:_____

3:00: Fruit Break or Cheese O

Dinner:_____

Dessert:_____

Sunday

Vitamin O   Weight_____

Pills   O /// Glasses of Water O O O O O O O O

Have you walked to day? yes or no /// Exercise O /// Stretches

Breakfast:_____

10.00: Fruit Break or Cheese O

Lunch:_____

3:00: Fruit Break or Cheese O

Dinner:_____

Dessert:_____

Notes

_____

_____

_____

_____

_____

_____

_____

Monday
Vitamins O   Weight_____ Pills O
Glasses of Water O O O O O O O O // Exercise O // Stretches O
Have you walked to day? yes or no
Breakfast:_____
10.00: Fruit Break or Cheese O
Lunch:_____
3:00: Fruit Break or Cheese O
Dinner:_____
Dessert :_____

Your
Picture
Here

Tuesday
Vitamins O /// Weight_____ /// Pills O ///Glasses of Water O O O O O O O
Have you walked to day? yes or no /// Exercise O /// Stretches O
Breakfast:_____
10.00: Fruit Break or Cheese O
Lunch:_____
3:00: Fruit Break or Cheese O
Dinner:_____
Dessert :_____

Wednesday
Vitamins O /// Weight_____ /// Pills   O /// Glasses of Water O O O O O O O
Have you walked to day? yes or no /// Exercise O /// Stretches O
Breakfast:_____
10.00: Fruit Break or Cheese O
Lunch:_____
3:00: Fruit Break or Cheese O
Dinner:_____
Dessert :_____

Thursday
Vitamins O ///   Weight_____ /// Pills   O /// Glasses of Water O O O O O O O
Have you walked to day? yes or no
Breakfast:_____
10.00: Fruit Break or Cheese O
Lunch:_____
3:00: Fruit Break or Cheese O
Dinner:_____
Dessert:_____

Nothing to eat after 6:00 P. M.

Friday

Vitamins O   Weight_____

Pills   O /// Glasses of Water O O O O O O O O

Have you walked to day? yes or no ///Exercise O ///Stretches O

Breakfast:_____

10.00: Fruit Break or Cheese O

Lunch:_____

3:00: Fruit Break or Cheese O

Dinner:_____

Dessert: _____

Saturday

Vitamin O   Weight_____

Pills   O /// Glasses of Water O O O O O O O O

Have you walked to day? yes or no /// Exercise O /// Stretches

Breakfast:_____

10.00: Fruit Break or Cheese O

Lunch:_____

3:00: Fruit Break or Cheese O

Dinner:_____

Dessert:_____

Sunday

Vitamin O   Weight_____

Pills   O /// Glasses of Water O O O O O O O O

Have you walked to day? yes or no /// Exercise O /// Stretches

Breakfast:_____

10.00: Fruit Break or Cheese O

Lunch:_____

3:00: Fruit Break or Cheese O

Dinner:_____

Dessert:_____

Notes

_____

_____

_____

_____

_____

_____

_____

Your
Picture
Here

Monday
Vitamins O   Weight_____ Pills O
Glasses of Water O O O O O O O O // Exercise O // Stretches O
Have you walked to day? yes or no
Breakfast:_____
10.00: Fruit Break or Cheese O
Lunch:_____
3:00: Fruit Break or Cheese O
Dinner:_____
Dessert :_____

Tuesday
Vitamins O /// Weight_____ /// Pills O ///Glasses of Water O O O O O O O O
Have you walked to day? yes or no   /// Exercise O /// Stretches O
Breakfast:_____
10.00: Fruit Break or Cheese O
Lunch:_____
3:00: Fruit Break or Cheese O
Dinner:_____
Dessert :_____

Wednesday
Vitamins O /// Weight_____ /// Pills   O /// Glasses of Water O O O O O O O O
Have you walked to day? yes or no   /// Exercise O /// Stretches O
Breakfast:_____
10.00: Fruit Break or Cheese O
Lunch:_____
3:00: Fruit Break or Cheese O
Dinner:_____
Dessert :_____

Thursday
Vitamins O ///   Weight_____ /// Pills   O /// Glasses of Water O O O O O O O O
Have you walked to day? yes or no
Breakfast:_____
10.00: Fruit Break or Cheese O
Lunch:_____
3:00: Fruit Break or Cheese O
Dinner:_____
Dessert:_____

Nothing to eat after 6:00 P. M.

Friday

Vitamins O   Weight_____

Pills   O /// Glasses of Water O O O O O O O O

Have you walked to day? yes or no ///Exercise O ///Stretches O

Breakfast:_____

10.00: Fruit Break or Cheese O

Lunch:_____

3:00: Fruit Break or Cheese O

Dinner:_____

Dessert: _____

Saturday

Vitamin O   Weight_____

Pills   O /// Glasses of Water O O O O O O O O

Have you walked to day? yes or no /// Exercise O /// Stretches

Breakfast:_____

10.00: Fruit Break or Cheese O

Lunch:_____

3:00: Fruit Break or Cheese O

Dinner:_____

Dessert:_____

Sunday

Vitamin O   Weight_____

Pills   O /// Glasses of Water O O O O O O O O

Have you walked to day? yes or no /// Exercise O /// Stretches

Breakfast:_____

10.00: Fruit Break or Cheese O

Lunch:_____

3:00: Fruit Break or Cheese O

Dinner:_____

Dessert:_____

Notes

_____

_____

_____

_____

_____

_____

_____

Monday

Vitamins O   Weight_____ Pills O

Glasses of Water O O O O O O O O // Exercise O // Stretches O

Have you walked to day? yes or no

Breakfast:_____

10.00: Fruit Break or Cheese O

Lunch:_____

3:00: Fruit Break or Cheese O

Dinner:_____

Dessert :_____

Have you exercised today?

Your Picture Here

Tuesday

Vitamins O /// Weight_____ /// Pills O ///Glasses of Water O O O O O O O

Have you walked to day? yes or no /// Exercise O /// Stretches O

Breakfast:_____

10.00: Fruit Break or Cheese O

Lunch:_____

3:00: Fruit Break or Cheese O

Dinner:_____

Dessert :_____

Wednesday

Vitamins O /// Weight_____ /// Pills O /// Glasses of Water O O O O O O O O

Have you walked to day? yes or no /// Exercise O /// Stretches O

Breakfast:_____

10.00: Fruit Break or Cheese O

Lunch:_____

3:00: Fruit Break or Cheese O

Dinner:_____

Dessert :_____

Thursday

Vitamins O ///   Weight_____ /// Pills O /// Glasses of Water O O O O O O O O

Have you walked to day? yes or no

Breakfast:_____

10.00: Fruit Break or Cheese O

Lunch:_____

3:00: Fruit Break or Cheese O

Dinner:_____

Dessert:_____

Nothing to eat after 6:00 P. M.

Friday

Vitamins O   Weight_____

Pills   O /// Glasses of Water O O O O O O O O

Have you walked to day? yes or no ///Exercise O ///Stretches O

Breakfast:_____

10.00: Fruit Break or Cheese O

Lunch:_____

3:00: Fruit Break or Cheese O

Dinner:_____

Dessert: _____

Saturday

Vitamin O   Weight_____

Pills   O /// Glasses of Water O O O O O O O O

Have you walked to day? yes or no /// Exercise O /// Stretches

Breakfast:_____

10.00: Fruit Break or Cheese O

Lunch:_____

3:00: Fruit Break or Cheese O

Dinner:_____

Dessert:_____

Sunday

Vitamin O   Weight_____

Pills   O /// Glasses of Water O O O O O O O O

Have you walked to day? yes or no /// Exercise O /// Stretches

Breakfast:_____

10.00: Fruit Break or Cheese O

Lunch:_____

3:00: Fruit Break or Cheese O

Dinner:_____

Dessert:_____

Notes

_____

_____

_____

_____

_____

_____

Monday
Vitamins O   Weight_____ Pills O
Glasses of Water O O O O O O O O // Exercise O // Stretches O
Have you walked to day? yes or no
Breakfast:_____
10.00: Fruit Break or Cheese O
Lunch:_____
3:00: Fruit Break or Cheese O
Dinner:_____
Dessert :_____

Your Picture Here

Tuesday
Vitamins O /// Weight_____ /// Pills O ///Glasses of Water O O O O O O O O
Have you walked to day? yes or no   /// Exercise O /// Stretches O
Breakfast:_____
10.00: Fruit Break or Cheese O
Lunch:_____
3:00: Fruit Break or Cheese O
Dinner:_____
Dessert :_____

Wednesday
Vitamins O /// Weight_____ /// Pills   O /// Glasses of Water O O O O O O O O
Have you walked to day? yes or no /// Exercise O /// Stretches O
Breakfast:_____
10.00: Fruit Break or Cheese O
Lunch:_____
3:00: Fruit Break or Cheese O
Dinner:_____
Dessert :_____

Thursday
Vitamins O ///   Weight_____ /// Pills   O /// Glasses of Water O O O O O O O O
Have you walked to day? yes or no
Breakfast:_____
10.00: Fruit Break or Cheese O
Lunch:_____
3:00: Fruit Break or Cheese O
Dinner:_____
Dessert:_____

Nothing to eat after 6:00 P. M.

Friday

Vitamins O   Weight_____

Pills   O /// Glasses of Water O O O O O O O O

Have you walked to day? yes or no ///Exercise O ///Stretches O

Breakfast:_____

10.00: Fruit Break or Cheese O

Lunch:_____

3:00: Fruit Break or Cheese O

Dinner:_____

Dessert: _____

Saturday

Vitamin O   Weight_____

Pills   O /// Glasses of Water O O O O O O O O

Have you walked to day? yes or no /// Exercise O /// Stretches

Breakfast:_____

10.00: Fruit Break or Cheese O

Lunch:_____

3:00: Fruit Break or Cheese O

Dinner:_____

Dessert:_____

Sunday

Vitamin O   Weight_____

Pills   O /// Glasses of Water O O O O O O O O

Have you walked to day? yes or no /// Exercise O /// Stretches

Breakfast:_____

10.00: Fruit Break or Cheese O

Lunch:_____

3:00: Fruit Break or Cheese O

Dinner:_____

Dessert:_____

Notes

_____

_____

_____

_____

_____

_____

_____

Monday
Vitamins O   Weight_____ Pills O
Glasses of Water O O O O O O O O // Exercise O // Stretches O
Have you walked to day? yes or no
Breakfast:_____
10.00: Fruit Break or Cheese O
Lunch:_____
3:00: Fruit Break or Cheese O
Dinner:_____
Dessert :_____

Your
Picture
Here

Tuesday
Vitamins O /// Weight_____ /// Pills O ///Glasses of Water O O O O O O O O
Have you walked to day? yes or no   /// Exercise O /// Stretches O
Breakfast:_____
10.00: Fruit Break or Cheese O
Lunch:_____
3:00: Fruit Break or Cheese O
Dinner:_____
Dessert :_____

Wednesday
Vitamins O /// Weight_____ /// Pills O /// Glasses of Water O O O O O O O O
Have you walked to day? yes or no   /// Exercise O /// Stretches O
Breakfast:_____
10.00: Fruit Break or Cheese O
Lunch:_____
3:00: Fruit Break or Cheese O
Dinner:_____
Dessert :_____

Thursday
Vitamins O ///   Weight_____ /// Pills   O /// Glasses of Water O O O O O O O O
Have you walked to day? yes or no
Breakfast:_____
10.00: Fruit Break or Cheese O
Lunch:_____
3:00: Fruit Break or Cheese O
Dinner:_____
Dessert:_____

Nothing to eat after 6:00 P. M.

Friday

Vitamins O   Weight_____

Pills   O /// Glasses of Water O O O O O O O O

Have you walked to day? yes or no ///Exercise O ///Stretches O

Breakfast:_____

10.00: Fruit Break or Cheese O

Lunch:_____

3:00: Fruit Break or Cheese O

Dinner:_____

Dessert: _____

Saturday

Vitamin O   Weight_____

Pills   O /// Glasses of Water O O O O O O O O

Have you walked to day? yes or no /// Exercise O /// Stretches

Breakfast:_____

10.00: Fruit Break or Cheese O

Lunch:_____

3:00: Fruit Break or Cheese O

Dinner:_____

Dessert:_____

Sunday

Vitamin O   Weight_____

Pills   O /// Glasses of Water O O O O O O O O

Have you walked to day? yes or no /// Exercise O /// Stretches

Breakfast:_____

10.00: Fruit Break or Cheese O

Lunch:_____

3:00: Fruit Break or Cheese O

Dinner:_____

Dessert:_____

Notes

_____

_____

_____

_____

_____

_____

_____

Monday
Vitamins O   Weight_____ Pills O
Glasses of Water O O O O O O O O // Exercise O // Stretches O
Have you walked to day? yes or no
Breakfast:_____
10.00: Fruit Break or Cheese O
Lunch:_____
3:00: Fruit Break or Cheese O
Dinner:_____
Dessert :_____

Your Picture Here

Tuesday
Vitamins O /// Weight_____ /// Pills O ///Glasses of Water O O O O O O O O
Have you walked to day? yes or no   /// Exercise O /// Stretches O
Breakfast:_____
10.00: Fruit Break or Cheese O
Lunch:_____
3:00: Fruit Break or Cheese O
Dinner:_____
Dessert :_____

Wednesday
Vitamins O /// Weight_____ /// Pills   O /// Glasses of Water O O O O O O O O
Have you walked to day? yes or no   /// Exercise O /// Stretches O
Breakfast:_____
10.00: Fruit Break or Cheese O
Lunch:_____
3:00: Fruit Break or Cheese O
Dinner:_____
Dessert :_____

Thursday
Vitamins O ///   Weight_____ /// Pills   O /// Glasses of Water O O O O O O O O
Have you walked to day? yes or no
Breakfast:_____
10.00: Fruit Break or Cheese O
Lunch:_____
3:00: Fruit Break or Cheese O
Dinner:_____
Dessert:_____

Nothing to eat after 6:00 P. M.

Friday

Vitamins O   Weight_____

Pills   O /// Glasses of Water O O O O O O O O

Have you walked to day? yes or no ///Exercise O ///Stretches O

Breakfast:_____

10.00: Fruit Break or Cheese O

Lunch:_____

3:00: Fruit Break or Cheese O

Dinner:_____

Dessert: _____

Saturday

Vitamin O   Weight_____

Pills O /// Glasses of Water O O O O O O O O

Have you walked to day? yes or no /// Exercise O /// Stretches

Breakfast:_____

10.00: Fruit Break or Cheese O

Lunch:_____

3:00: Fruit Break or Cheese O

Dinner:_____

Dessert:_____

Sunday

Vitamin O   Weight_____

Pills O /// Glasses of Water O O O O O O O O

Have you walked to day? yes or no /// Exercise O /// Stretches

Breakfast:_____

10.00: Fruit Break or Cheese O

Lunch:_____

3:00: Fruit Break or Cheese O

Dinner:_____

Dessert:_____

Notes

_____

_____

_____

_____

_____

_____

Monday
Vitamins O   Weight_____ Pills O
Glasses of Water O O O O O O O O // Exercise O // Stretches O
Have you walked to day? yes or no
Breakfast:_____
10.00: Fruit Break or Cheese O
Lunch:_____
3:00: Fruit Break or Cheese O
Dinner:_____
Dessert :_____

Your
Picture
Here

Tuesday
Vitamins O /// Weight_____ /// Pills O ///Glasses of Water O O O O O O O O
Have you walked to day? yes or no   /// Exercise O /// Stretches O
Breakfast:_____
10.00: Fruit Break or Cheese O
Lunch:_____
3:00: Fruit Break or Cheese O
Dinner:_____
Dessert :_____

Wednesday
Vitamins O /// Weight_____ /// Pills O /// Glasses of Water O O O O O O O O
Have you walked to day? yes or no /// Exercise O /// Stretches O
Breakfast:_____
10.00: Fruit Break or Cheese O
Lunch:_____
3:00: Fruit Break or Cheese O
Dinner:_____
Dessert :_____

Thursday
Vitamins O ///   Weight_____ /// Pills O /// Glasses of Water O O O O O O O O
Have you walked to day? yes or no
Breakfast:_____
10.00: Fruit Break or Cheese O
Lunch:_____
3:00: Fruit Break or Cheese O
Dinner:_____
Dessert:_____

Nothing to eat after 6:00 P. M.

Friday

Vitamins O   Weight_____

Pills   O /// Glasses of Water O O O O O O O O

Have you walked to day? yes or no ///Exercise O ///Stretches O

Breakfast:_____

10.00: Fruit Break or Cheese O

Lunch:_____

3:00: Fruit Break or Cheese O

Dinner:_____

Dessert: _____

Saturday

Vitamin O   Weight_____

Pills   O /// Glasses of Water O O O O O O O O

Have you walked to day? yes or no /// Exercise O /// Stretches

Breakfast:_____

10.00: Fruit Break or Cheese O

Lunch:_____

3:00: Fruit Break or Cheese O

Dinner:_____

Dessert:_____

Sunday

Vitamin O   Weight_____

Pills   O /// Glasses of Water O O O O O O O O

Have you walked to day? yes or no /// Exercise O /// Stretches

Breakfast:_____

10.00: Fruit Break or Cheese O

Lunch:_____

3:00: Fruit Break or Cheese O

Dinner:_____

Dessert:_____

Notes

_____

_____

_____

_____

_____

_____

_____

Your Ending Photos

www.ingramcontent.com/pod-product-compliance
Lightning Source LLC
Chambersburg PA
CBHW041520280526
45792CB00004B/1320